AF384694

NOTES SUR LA GROSSESSE EXTRA-UTÉRINE

TIRÉES DE L'ANALYSE DE CINQUANTE OBSERVATIONS PERSONNELLES

Par G. BOUILLY [1]

En quelques années, soit à l'hôpital, soit en ville, nous avons pu recueillir 50 observations de grossesse extra-utérine ; le diagnostic a été contrôlé et vérifié par une intervention 48 fois. Ce nombre ne représente pas la totalité des cas que nous avons pu observer ; j'ai vu en ville un certain nombre de malades pour lesquelles j'ai été appelé à donner mon avis et qui ont été opérées ou soignées par d'autres chirurgiens ou médecins. En ajoutant ces faits, j'arriverais facilement à un total d'environ 70 cas ; mais je ne tiendrai compte que des observations qui me sont personnelles.

Je n'ai pas l'intention d'écrire, à l'aide de ces faits, toute l'histoire déjà bien faite de la grossesse extra-utérine, ni d'insister à nouveau sur les points bien connus et bien décrits ; je veux seulement, de l'analyse de mes observations, tirer un certain nombre de faits qui viendront confirmer les opinions déjà reçues ou qui pourront se trouver en contradiction avec les données généralement admises. Cette pratique personnelle est assez considérable pour m'avoir permis d'asseoir solidement mon opinion et ma conviction sur des points contestés ou discutés.

---

[1] Je dois à M. le Dr Thévenard, ancien interne de mon service, le relevé et le dépouillement des 50 observations sur lesquelles est basé ce travail.

M. le Dr Thévenard est lui-même auteur d'une intéressante thèse sur le même sujet : *Contribution à l'étude de l'hématocèle rétro-utérine ; signes, diagnostic, traitement*. Thèse de Paris 1896.

Au point de vue de la *pathogénie* et des *causes* de la grossesse extra-utérine, la clinique ne nous apprend rien ou à peu près. On doit seulement admettre que les accouchements antérieurs créent une prédisposition à la grossesse ectopique, grâce sans doute aux lésions exercées par l'infection dans l'utérus ou ses annexes. Sur 40 fois où les antécédents sont notés au point de vue des grossesses ou de l'absence de grossesses antérieures, nous notons seulement 7 nullipares, contre 9 unipares, 19 multipares et 5 femmes ayant eu une ou plusieurs fausses couches, soit au total 7 nullipares contre 33 femmes ayant eu une ou plusieurs conceptions antérieures. Parmi les multipares, 3 sont citées comme *grandes* multipares, ayant eu de 8 à 11 enfants.

Les faits que j'ai recueillis ne prouvent pas d'une manière évidente l'influence de lésions pathologiques antérieures sur la production de la grossesse ectopique; sur les 50 cas qui servent de base à ce travail, les renseignements pris à ce point de vue sont notés 46 fois; dans 20 cas, il n'est noté aucun antécédent pathologique; dans 20 autres, on trouve d'une manière incontestable une histoire antérieure d'infection post-puerpérale ou post-abortive plus ou moins éloignée, des symptômes et des signes de métrite ou de lésion des annexes; deux fois à une époque antérieure, les malades avaient pu être déjà soupçonnées de grossesse ectopique; une fois il y avait eu grossesse *nerveuse*; trois fois on note de la dysménorrhée. En dépit de ces chiffres qui peuvent être interprétés aussi bien pour que contre l'influence de lésions antérieures dans la genèse de la grossesse extra-utérine, j'ai tendance à croire actuellement qu'il existe souvent un passé génital. Il ne semble pas qu'il se soit agi de grosses lésions ni de phénomènes infectieux à grands fracas; mais il y a eu des phénomènes plus ou moins prolongés d'endométrite avec ou sans retentissement apparent sur le paramétrium ou les annexes. Assez souvent, des symptômes d'endométrite sont notés dans les antécédents, et il est permis de se demander si les phénomènes infectieux péri-utérins, propagés lentement et même d'une façon latente ne sont pas capables, en fixant, déviant, coudant les trompes, de provoquer des troubles dans la migration de l'ovule fécondé. Il est si fréquent, au cours des laparotomies, de trouver des adhérences péri-annexielles que rien ne faisait soupçonner, que cette hypothèse n'a rien d'invraisemblable. Les lésions de la muqueuse tubaire ne paraissent pas favorables à la production de la grossesse ectopique; les malades ayant été atteintes franchement de salpingite ne présentent pas de grossesse extra-utérine; les antécédents pathologiques les plus notés concernent une infection post-puerpérale ou post-abortive. Dans cette forme aiguë ou subaiguë d'infection, les lésions péri-utérines sont plutôt péritonéales ou cellulaires que tubaires. Dans ce cas, si les trompes ou les ovaires sont atteintes, ces organes sont pris de dehors en dedans et surtout dans leur revêtement péritonéal, avec tendance à la formation d'adhérences péri-annexielles et toutes leurs conséquences éloignées.

La date du début des accidents antérieurs peut être fort ancienne ; je note des cas d'infection puerpérale remontant à 1 an, 2 ans, 4 ans, 6 ans, 7 ans et 10 ans auparavant ; dans une observation, il est noté qu'il y a peut-être déjà eu une grossesse tubaire 11 ans plus tôt. Je ne trouve qu'un seul cas où il ait été pratiqué un curettage ; dans tous les autres, il n'est pas question d'une intervention antérieure quelconque.

Dans la grande majorité des cas, la grossesse ectopique n'est pas reconnue au cours de son évolution et tant qu'il ne s'est pas produit une crise plus ou moins marquée, indice de la rupture. Sur 50 observations, je n'en note qu'une *seule* dans laquelle la laparotomie ait été entreprise de parti pris pour enlever une grossesse extra-utérine en voie d'évolution, avec un fœtus vivant, au cinquième mois et demi, chez une femme très souffrante et très cachectisée. Dans tous les autres cas, la grossesse était arrêtée depuis un temps plus ou moins long et il s'est agi de faire un diagnostic rétrospectif ; le problème se réduit à reconnaître la nature d'une tumeur latérale juxta-utérine ou d'un épanchement péri-utérin.

En outre des signes objectifs dont la valeur est considérable, il y a lieu de tenir grand compte des antécédents immédiats et des phénomènes ayant précédé la crise qui a forcé l'attention et provoqué l'examen. Ici, comme dans toute grossesse, les *troubles* de la *menstruation* doivent être tenus en grande considération ; la suppression des règles n'a pas la même constance et la même valeur que dans la grossesse normale ; cependant la menstruation se trouve modifiée dans un nombre assez considérable de cas pour que ses troubles prennent une importance de premier ordre, au point de vue du diagnostic. Sur ces 50 cas, nous trouvons un *retard* des règles noté 12 fois, une *suppression* en coïncidence avec des symptômes rationnels de grossesse notée 16 fois, la *diminution* très appréciable des règles 2 fois, soit 30 fois des modifications de la menstruation ; en revanche, 18 femmes n'ont présenté ni arrêt dans leurs règles, ni aucun signe de grossesse et

2 ont été considérées au début comme atteintes de salpingite.

Les symptômes rationnels de grossesse, les vomissements, la sialorrhée, le dégoût de certains aliments ou de certaines odeurs, le gonflement ou le picotement des seins, etc., sont bien moins évidents en général que dans la grossesse utérine et sont assez rarement notés.

De même, dans les premiers temps surtout, dans les premières semaines qui suivent la greffe extra-utérine, il y a très souvent absence de malaises ou de douleurs dans l'abdomen. Ce manque de phénomènes explique la rareté des examens faits à cette période et des diagnostics précoces de la grossesse ectopique. Si les femmes ont une suppression des règles et quelques troubles sympathiques, elles se croient normalement enceintes et ne se font pas examiner à cette période du début de la grossesse; *à fortiori*, n'ont-elles pas de raison d'être examinées si la conception se produit sans qu'il y ait aucun trouble de la menstruation, ni aucun symptôme rationnel pouvant faire soupçonner une grossesse. Aussi, le diagnostic ne se trouve-t-il généralement pas fait dans les premiers temps.

Il n'en est pas de même dans les cas beaucoup plus exceptionnels où la grossesse dépasse la période ordinaire des accidents, c'est-à-dire les trois premiers mois, et où elle atteint le troisième mois et même plus; à ce moment, il y a le plus souvent des phénomènes douloureux qui attirent l'attention, et il s'est développé une tumeur abdominale que la malade peut elle-même constater ou dont la présence s'impose dès la première exploration par le palper. Le diagnostic, à cette période, peut être difficile et incertain; mais sa recherche s'impose, à l'inverse des premiers moments, où rien n'attire l'attention de la femme ni du médecin [1].

Cette période latente de la grossesse ectopique est en général interrompue par les accidents plus ou moins graves qui marquent les désordres produits dans le kyste embryonnaire ou fœtal.

---

[1] Le diagnostic, vers le troisième ou le quatrième mois, peut présenter les plus grandes difficultés, et j'ai commis récemment une erreur regrettable dans un cas qui m'était présenté par mon distingué collègue Budin. Chez une femme manifestement enceinte, présentant des douleurs et des vomissements presque continuels et des accidents nerveux pénibles, la tumeur juxta-utérine et l'utérus, augmenté de volume, étaient tellement rapprochés et confondus que je pensai à une grossesse utérine et donnai le conseil de ne pas intervenir. Peu de temps auparavant, au contraire, l'utérus et la tumeur voisine avaient paru indépendants l'un de l'autre, et la disposition des parties avait justement donné l'idée d'une grossesse extra-utérine. Quelques jours plus tard, ce diagnostic se trouvait malheureusement confirmé par la rupture de la grossesse et la mort rapide de la femme, emportée par une hémorrhagie péritonéale cataclysmique.

Très heureusement, cette interruption est fréquente et se fait le plus souvent à une époque où les accidents ne peuvent avoir l'énorme gravité immédiate qu'ils revêtent plus tard.

A ce point de vue de la date de l'interruption de la grossesse et de l'apparition des accidents qui traduisent ce fait, le dépouillement de nos observations est instructif. Il est bien entendu que l'âge de la grossesse ne saurait être soupçonné chez les femmes qui n'ont présenté ni troubles de la menstruation ni phénomène quelconque de grossesse ; en revanche, le retard ou la suppression des règles fournissent des éléments pour apprécier cet âge, au moins d'une manière approximative ; nous avons des données de ce genre chez vingt-quatre femmes. Par ordre de date, on peut ranger les faits de la façon suivante, en sachant bien qu'il ne s'agit que d'une précision relative, les données ne pouvant permettre de fixer la durée de la grossesse à quelques jours près.

Age probable de la grossesse au moment du début des accidents :

3 semaines..............................	2 cas.
3 à 4 semaines...........................	1 »
4 à 5 semaines...........................	3 »
5 à 6 semaines	3 »
6 semaines	6 »
6 à 7 semaines	1 »
7 à 8 semaines	2 »
8 semaines	2 »
2 mois 1/2...............................	1 »
3 mois...................................	1 »
3 mois 1/2...............................	1 »
6 mois 1/2	1 »
	24 cas.

Le maximum de fréquence de l'interruption de la grossesse se trouve donc entre trois et six semaines, avec un maximum pour cette dernière date. Dans 22 autres cas, l'âge de la grossesse est inconnu, par suite de l'absence de retard ou de suppression des règles et de tout signe de grossesse ; mais, si l'on veut bien se rapporter à l'histoire clinique de ces faits et tenir compte des symptômes observés au moment de la rupture et de la quantité de sang trouvé au moment de l'intervention, on arrive encore à cette conclusion que ces cas de date inconnue ne représentent pas des conceptions plus anciennes et que, là encore, il s'agit de grossesse ectopique, n'ayant guère évolué au delà de six à huit semaines en moyenne.

Voilà donc, sur un total de 46 observations, 42 grossesses rompues entre la troisième et la huitième semaine, tandis que l'on n'en trouve qu'*une seule* pour les dates de deux mois et demi, trois mois, trois mois et demi et six mois et demi. J'ajoute que j'ai opéré un cas à cinq mois et demi, dans lequel la grossesse évoluait encore et où le fœtus était vivant. Il n'en reste pas moins évident que la proportion des grossesses ectopiques arrêtées de bonne heure reste considérable, comparées à celles qui évoluent après le troisième mois et au delà. Nous verrons, dans une partie plus éloignée de ce travail, la grande importance qu'il me paraît nécessaire d'attribuer à cette donnée, au double point de vue de la gravité des accidents et de la conduite à tenir.

Les *causes* de cette interruption de la grossesse ectopique restent le plus souvent obscures; je trouve signalés une fois un effort, une fois des excès de coït, une fois une chute, une fois un voyage fatigant; on manque donc en général de renseignements étiologiques. Une seule influence ne paraît pas douteuse sur la production ou l'aggravation des accidents : c'est le retour de l'époque menstruelle. Le plus souvent, l'accident se produit au moment du retour de cette époque supprimée, et, dans les cas où la rupture s'était produite quelques jours avant les règles, il se fait une aggravation certaine des douleurs à ce moment. De même, il se fait une nouvelle hémorrhagie; car il est fréquent de trouver la collection sanguine rétro-utérine ou latéro-utérine plus considérable après qu'avant les règles. Je trouve expressément noté trois fois le début des douleurs à la fin de la période menstruelle et quatre fois le début brusque de violentes douleurs en coïncidence avec l'arrêt brusque des règles. Très souvent (14 cas), la crise aiguë est précédée d'hémorrhagies prémonitoires plus ou moins prolongées, pouvant durer de quelques jours à plusieurs semaines.

Quelle que soit la date de la crise, celle-ci éclate le plus souvent (34 cas) d'une manière aiguë, violente, brutale, assez souvent dans la nuit et s'accompagne rapidement des phénomènes ordinaires du péritonisme ou des signes de l'hémorrhagie interne. Le plus souvent, cette crise aiguë ne se reproduit plus. Mais cependant, quelquefois, l'accident semble se produire en plusieurs temps; une première crise se produit avec douleurs, signes de péritonisme ou d'hémorrhagie interne, et tout semble rentrer dans l'ordre; et, quelques jours plus tard, à deux ou trois reprises, une nouvelle crise se reproduit, avec des caractères encore plus accentués, exagérant tous les traits du tableau clinique initial et aggravant tous les symptômes chez une femme déjà épuisée par les premiers accidents. Je note six fois cette forme récidivante de la crise. Ces récidives paraissent essentiellement liées à la production de nouvelles hémorrhagies, et leur gravité semble en rapport avec l'abondance de cette hémorrhagie; car les symptômes qui dominent en pareil cas relèvent plutôt de l'hémorrhagie interne que du péritonisme.

Avant d'insister avec quelques détails sur les caractères de cette crise abdominale aiguë, violente, expression la plus fréquente de l'interruption de la grossesse ectopique, il est nécessaire de signaler à côté d'elle les cas moins nombreux (6 cas) dans lesquels toute la symptomatologie fait défaut et où le seul signe clinique consiste dans une métrorrhagie plus ou moins abondante où prolongée. Cette métrorrhagie peut être assez abondante et assez subite pour que l'on puisse porter le diagnostic de fausse couche (4 cas), avec d'autant plus d'apparence de vérité que l'on constate l'expulsion de lambeaux membraneux, d'une fausse caduque. Cette expulsion est expressément notée dans 7 observations. Inutile d'ajouter que cette affirmation de fausse couche ne peut jamais être corroborée par la présence d'un embryon ou d'un fœtus, et que le diagnostic ne s'est fait que par la quantité de sang liquide ou coagulé perdu et par la présence de quelques débris membraneux.

Enfin, dans des cas encore plus rares (2 seulement), la rupture tubaire et l'hémorrhagie péritonéale se font d'une manière tout à fait insidieuse, sans donner lieu à aucun symptôme. Deux fois, chez des malades venant se plaindre de leucorrhée et de suintement utérin sanguinolent avec règles d'une abondance exagérée, j'ai trouvé dans le cul-de-sac postérieur une tuméfaction du volume environ d'une grosse orange qu'une laparotomie ultérieure démontra formée par de nombreux caillots et par une trompe remplie de sang ancien et rompue en un point.

Ces cas tout à fait exceptionnels ne doivent pas nous occuper longtemps; le diagnostic n'est généralement pas fait et les malades sont considérées comme atteintes d'annexite chronique; l'absence d'histoire antérieure, de retard ou de suppression des règles, de début plus ou moins brusque des accidents, ne permet guère d'éviter l'erreur.

La forme commune est, au contraire, beaucoup plus caractéristique et, en général, la nature des accidents ne saurait être méconnue. Le début est en général à grand fracas; je l'ai caractérisé d'un mot en disant qu'il y a un *ictus péritonéal*. Douleur abdominale

diffuse extrêmement violente, quelquefois avec une sensation de
corps étranger dans le ventre, syncope ou tendance à la syncope,
refroidissement, pâleur de la face, anxiété des traits, rapidité ou
petitesse du pouls, vomissements ou état comateux : tels sont les
phénomènes ordinaires de la crise. Au bout de quelques heures,
d'un jour, sous l'influence du traitement, ces premiers accidents
s'amendent ; les symptômes généraux de dépression s'améliorent
et la malade entre dans une seconde phase.

Deux éléments, le *péritonisme* et l'*hémorrhagie interne*, peuvent
fournir les éléments de ce tableau clinique effrayant. Cette
symptomatologie brutale, affolante de la crise, traduit-elle toujours la production d'une abondante hémorrhagie, d'une inonda-
tion péritonéale ? La question n'est pas oiseuse, puisque, de sa
solution, dépend la décision d'une intervention immédiate ou d'un
simple traitement d'attente. Elle mérite donc d'être discutée et
exposée avec quelques détails. Eh bien, sans hésitation, je
réponds non ; la gravité des symptômes immédiats est loin d'être
toujours en rapport avec la quantité de sang versé dans le péritoine ; le plus souvent, il est vrai, elle est l'indice d'un épanche-
chement sanguin plus ou moins considérable ; mais il y a lieu également de tenir le plus grand compte de la sensibilité et de la
réaction péritonéale. Et, d'abord, l'histoire des malades démontre
que la mort rapide par hémorrhagie interne en pareil cas est
moins fréquente qu'il ne semble au premier abord ; sur 50 observations personnelles, je n'ai vu mourir qu'*une seule* femme, et
encore succombait-elle à la troisième ou quatrième récidive de
son hémorrhagie reproduite à quelques jours d'intervalle ; j'ai
montré dans une discussion à la Société de Chirurgie (29 janvier 1896) qu'en France, au moins, les cas où il avait été nécessaire d'opérer d'urgence, au moment même de la rupture, étaient
relativement rares, puisqu'à ce moment je n'en relevais que
3 cas. Il faut donc bien reconnaître que la plupart des malades
résistent à cette hémorrhagie, et qu'au moment où nous sommes
en général appelés à les voir, l'hémorrhagie est arrêtée et se présente sous forme d'hématocèle ou d'hémato-salpinx. Les opérations démontrent qu'une grande quantité de sang peut s'épancher
dans le péritoine, sans que la mort s'ensuive ; à chaque instant
on trouve notée dans les observations, « grande quantité, très
grande quantité, énorme quantité de caillots » ; nous y relevons
les chiffres de 300, 400, 500, 800, 900 grammes de caillots ; ceux
plus élevés encore d'un litre, d'un litre et demi. Dans 13 observa
tions, la quantité de sang ou de caillots recueillis n'est pas

moindre de 400 grammes et s'élève aux chiffres que nous venons de citer.

L'importance du péritonisme dans la production des symptômes graves, au moment de la rupture, m'a été démontrée par la laparotomie dans plusieurs cas. Une malade, soupçonnée à raison de grossesse extra-utérine, est prise vers la sixième, septième ou huitième semaines après la conception d'accidents abdominaux si graves qu'on la croit perdue ; un accoucheur et un chirurgien des plus distingués pensent à une hémorrhagie interne si abondante que l'on suppose l'épanchement remontant jusqu'au diaphragme. Néanmoins, rien de chirurgical n'est tenté, la malade se remet de cette crise, fait de l'infection péritonéale subaiguë dans les jours qui suivent et se cachectise. La laparotomie est faite et permet de trouver une grossesse tubaire d'environ deux mois, du liquide sanguinolent et purulent contenu dans la trompe avec un petit embryon mort depuis longtemps, et environ une *cuillerée à bouche* de caillots anciens au voisinage du pavillon, sans trace d'une goutte de sang dans le reste de l'abdomen !

J'ai opéré plusieurs cas de ce genre et j'ai rencontré, après une crise à grand fracas, un simple avortement tubaire avec quelques grammes de sang coagulé sur le péritoine au voisinage des franges du pavillon.

Est-ce à dire que l'hémorrhagie ne constitue pas le facteur le plus important et qu'il ne faille tenir compte que des cas qui tournent bien ? Nous ne pouvons juger que d'après les faits que nous voyons ; nous sommes rarement appelé au moment de la crise elle-même ; nous voyons les malades qui ont franchi la passe des accidents ; y en a-t-il beaucoup d'autres qui succombent en route ? Je ne saurais le dire, mais mon impression est que ce nombre est difficile à apprécier.

Si le chirurgien assistait plus souvent à la crise initiale, il est probable que le nombre des opérations d'urgence augmenterait dans une proportion notable. Serait-ce pour le plus grand bien des malades ? Il ne serait permis de répondre que si l'on savait le nombre exact des femmes qui succombent aux accidents du début.

Une considération semble dominer toute cette gravité des accidents immédiats : c'est l'âge de la grossesse au moment de son interruption, au moment de la rupture tubaire. Si nous pouvons insister avec autant de force sur la bénignité relative des accidents dans nos observations et sur la rareté de la mort rapide, c'est que la plupart de nos cas se rapportent à des grossesses ectopiques n'ayant guère au maximum que 2 mois à 2 mois 1/2 d'évolution et dont un grand nombre ont encore une date de début beaucoup moins éloignée. Sur 47 observations prises à ce point de vue, nous croyons pouvoir en relever 42 dans lesquelles la rupture s'est faite dans la troisième et la huitième semaine. Si l'on veut bien tenir compte, qu'au moment de la crise les symptômes généraux peuvent induire en erreur et que, comme nous le verrons dans un instant, les signes physiques ne donnent pas grand éclaircissement, on voit de suite que la recherche des commémoratifs, des antécédents précis de retard ou de suppression des règles, de signes de grossesse, constituent un appoint de première valeur pour apprécier la gravité possible du cas présent et peser sur la détermination thérapeutique immédiate. Toute grossesse ectopique dans laquelle on peut supposer une évolution datant de 3 mois et à plus forte raison davantage, exige au moment de sa rupture une intervention d'urgence ; le volume du placenta à cette époque, le développement de ses vaisseaux, l'abondance et la répétition des hémorrhagies, constituent un danger immédiat en présence duquel il n'y a pas à temporiser.

Cette formule serait trop simple et l'indication trop facilement posée si l'inverse était vrai et si l'on pouvait affirmer *qu'au-dessous* de trois mois, la rupture tubaire ne peut pas donner lieu à une hémorrhagie mortelle. Malheureusement, il n'en est pas ainsi ; si nous n'avons observé personnellement qu'un seul de ces faits, ceux-ci ont été relevés avec une grande fréquence par les auteurs qui se sont occupés de la question. Dans la thèse de Cestan (1894), sur 54 cas de mort par grossesse ectopique rompue, 21 au moins se rapportent d'une manière incontestable a des grossesses comprises entre 3 semaines et 2 mois 1/2 depuis leur début.

Cette donnée, fournie par l'âge probable de la grossesse, n'a donc qu'une valeur relative et il y a lieu d'analyser de très près les symptômes présentés par la malade dans les premiers instants qui suivent la crise. L'ensemble des phénomènes ne peut donner que l'idée d'une violente crise péritonéale ; le problème consiste à démêler si l'intensité des symptômes appartient au péritonisme ou à l'hémorrhagie interne. Deux signes me paraissent avoir la plus grande valeur en faveur de l'hémorrhagie, à savoir : l'*hypothermie* et la *décoloration* des muqueuses et des téguments. Si, peu de temps après le début des accidents, alors que l'angoisse des premiers instants est atténuée, la température reste au-dessous de 36° ou à 36°, si la peau du tronc, des mains, le dessous des ongles, la muqueuse buccale, conjonctivale, vulvaire, prennent et gardent cette décoloration blanche des tissus, caractéristique de l'anémie aiguë, il n'y a pas de doute, l'hémorrhagie a été considérable, le danger est imminent, une nouvelle hémorrhagie peut rapidement emporter la malade.

A ces deux signes s'ajoutent le plus souvent la petitesse et la fréquence du pouls. La douleur abdominale, les nausées, les vomissements, sont loin d'avoir la même valeur au point de vue du diagnostic de l'hémorrhagie. Ces signes acquièrent aussi de l'importance par leur persistance alors que les phénomènes du choc péritonéal vont en s'atténuant à mesure que l'on s'éloigne du début de la crise.

Sur tous les cas que j'ai opérés, je n'ai assisté qu'une seule fois à la production initiale des accidents de la rupture. La situation était grave et embarrassante ; arrivé deux heures environ après le début des accidents, je trouve une malade d'une pâleur cireuse avec un pouls petit, fuyant à 112, et une températnre de 36° 8 ; les accidents, pendant les trois premières heures, ont été si inquiétants que la malade a semblé à plusieurs reprises succomber dans une syncope. En faisant le compte exact des chances possibles de la date de conception, facilité par la connaissance précise de la date des rapports, je conclus qu'il ne peut s'agir d'une grossesse ectopique ayant plus de 7 semaines, et en présence de l'amélioration produite depuis environ une heure, je conseille la temporisation, tout en faisant préparer le nécessaire pour une laparotomie d'urgence, s'il y a aggravation dans les symptômes et en conseillant une injection sous-cutanée d'un litre de sérum. L'événement me donna raison, au moins pour les premiers jours ; 10 jours plus tard, au moment d'une garde-robe, sans effort, les mêmes accidents se reproduisent ; la situation redevint inquiétante et, deux jours plus tard, la laparotomie nous fait constater et enlever un épanchement sanguin *très considérable* répandu à travers tout l'abdomen, composé de sang fluide en très grande quantité et de quelques caillots dans le bassin, la trompe droite grosse comme un œuf et rompue près de son pavillon et un petit embryon de 7 à 8 semaines environ. La guérison se fit rapidement.

J'ai cité le cas en abrégé, pour faire voir que l'âge peu avancé de la grossesse n'a pas toujours l'importance qu'on pourrait lui attribuer et, dans un cas semblable, en face d'accidents initiaux aussi caractérisés, j'interviendrais de suite, c'est-à-dire quelques heures après l'accident, sans attendre une nouvelle crise qui peut être fatale. Je m'empresse d'ajouter que nous sommes rarement appelé à assister à ce début dramatique, et j'insiste sur la nécessité de tenir grand compte de la décoloration des tissus persistant plusieurs heures ou plusieurs jours après le début de la crise et témoignant d'une anémie aiguë par hémorrhagie intense.

Pareille hésitation n'existerait pas et la conduite serait toute tracée si l'examen local, combiné avec l'étude des symptômes généraux, permettait, peu de temps après la production des accidents, d'apprécier la quantité de sang épanché ; mais il n'en est rien. Ni le toucher, ni le toucher et le palper combinés, ni la palpation, ni la percussion ne fournissent un élément important de diagnostic. Du sang peut s'épancher en quantité considérable dans le bassin, même dans le cul-de-sac péritonéal postérieur, sans donner lieu à des signes appréciables, tant qu'il reste fluide. Le manque de résistance au niveau de l'abdomen pendant l'exploration par le doigt vaginal ne permet pas de se rendre compte de la présence et à plus forte raison de l'épaisseur de la nappe liquide. Le sang ne devient vraiment appréciable que lorsqu'il se ramasse en caillot et forme en arrière et sur le côté de l'utérus ou à la région hypogastrique une tuméfaction qui peut être palpée, circonscrite et à peu près délimitée. A l'état liquide, il ne serait perceptible que s'il se formait au-dessus de lui une espèce de voûte, de dôme, d'adhérence qui permettrait d'en apprécier la présence par le toucher et le palper combinés. Ce faux enkystement ne se produit que tardivement et alors que la plus grande partie de sang est collectée en caillots ; il ne s'agit même pas d'un enkystement véritable, mais bien d'adhérences plus ou moins lâches formées par les anses intestinales entre elles, avec la paroi abdominale et avec l'épiploon souvent infiltré de sang. Mais les adhérences et le rapprochement de ces diverses parties suffisent à former un plan résistant qui, avec les caillots, permettent d'apprécier la tuméfaction. Celle-ci est, en général, appréciable au bout de quelques jours. Si le sang ne se coagule pas, si cette espèce de plan résistant ne s'organise pas, les signes d'épanchement peuvent faire constamment défaut. C'est ce qui arriva chez la malade à laquelle je faisais allusion plus haut en exposant sa crise initiale ; un examen fait quatre heures après le début des accidents ne révéla absolument rien qu'un peu d'empâtement haut situé, vers le bord droit de l'utérus ; huit jours plus tard nouvel examen ; alors que les symptômes de début me faisaient croire que j'allais trouver une volumineuse hématocèle, les signes sont encore négatifs, les culs-de-sac sont vides, les fosses iliaques ne sont pas empâtées ; il n'y a qu'une légère tuméfaction au niveau du fond et du bord droit de l'utérus, et la laparotomie faite quelques jours plus tard laisse évacuer plus d'un litre et demi de sang fluide noirâtre !

Dans toutes mes autres observations, il n'a pu être noté des signes de début, ces malades ayant toujours été vues plus ou moins longtemps après la crise initiale et, dans ces cas, il a toujours été constaté une hématocèle péri-utérine ou un hémato-salpinx.

Je laisse de côté l'étude des signes bien connus de ces deux lésions constituées ; à propos de l'hématocèle, je note seulement au passage que la collection peut dans certains cas ne pas être perçue dans le cul-de-sac péritonéal postérieur. Ce cul-de-sac a pu être comblé par une inflammation antérieure ; il n'existe plus à proprement parler ni cul-de-sac recto-utérin, ni cavité de Douglas. Le sang est forcé de se collecter plus haut ; les signes de l'hématocèle se trouvent de ce fait légèrement modifiés et il ne peut être question d'évacuation par la voie vaginale.

Il me paraît plus intéressant d'insister en quelques lignes sur certains phénomènes de connaissance moins vulgaire consécutifs à la rupture de la grossesse extra-utérine.

L'écoulement sanguin qui se fait par le col acquiert par la fréquence des cas où il est observé et ses caractères objectifs une véritable valeur diagnostique. Dans mes observations, il est noté 30 fois sur 48 cas. Dans quelques cas, il s'agit d'une véritable métrorrhagie assez abondante constituée par du sang liquide pur, sans caillots en général ; mais le plus souvent il s'agit d'un suintement peu abondant mais continu, composé d'un liquide sanguinolent brunâtre, de couleur de rouille ou de chocolat, ayant en un mot les caractères d'un sang déjà sorti des vaisseaux depuis quelque temps. Cet écoulement est presque caractéristique. La métrorrhagie franche de sang rouge paraît être d'origine utérine ; elle semble liée au développement considérable de l'utérus et de sa vascularisation par le fait du développement de la grossesse ectopique ; elle se produit au moment du faux travail et dans les jours qui suivent et accompagne assez souvent l'expulsion de la caduque à tel point, comme nous l'avons dit, qu'on songe quelquefois à tort à un véritable avortement. Elle ne se prolonge guère plus de quinze jours à trois semaines. L'écoulement sanguinolent, brunâtre rouillé, est d'origine tubaire ; il ne précède et n'accompagne pas la crise de rupture tubaire, comme la métrorrhagie de sang rouge ; il lui succède et s'établit dans les quelques jours qui suivent pour se prolonger un mois et même plus, cesser quelques jours et réapparaître de nouveau. Il est fourni par l'épanchement sanguin produit dans la trompe et peut-être même par le sang épanché dans le péritoine et rentrant dans la trompe par l'orifice péritonéal. Il a exactement les mêmes caractères que le liquide trouvé dans la cavité tubaire au moment de la laparotomie et l'écoulement par le vagin cesse comme par enchantement dès le lendemain du jour qui suit l'ablation de la trompe. En revanche, ni les injections, ni le repos ne sont capables de le modifier.

Dans deux cas, cet écoulement sanguin a présenté une odeur fétide, infecte, en rapport avec une infection de la muqueuse utérine et un mauvais état de propreté vaginale abandonnée à la nature. A chaque fois, cette infection s'accompagnait de fièvre, et dans un cas la laparotomie a démontré que l'infection avait gagné la trompe et que le contenu de celle-ci était un liquide sanieux, à la fois sanglant et purulent, avec péritonite septique autour de la trompe.

En dehors de ces phénomènes septiques bien caractérisés et heureusement exceptionnels, liés à une infection dont la porte d'entrée n'est pas douteuse, la *fièvre* n'est pas rare après la rupture de la grossesse extra-utérine, alors même qu'il ne semble y avoir ni infection utérine, ni infection intestinale. Dans 11 cas, nous notons une notable élévation de la température; celle-ci monte à 38° ou 38°5 le soir, et, en général, elle ne dépasse pas ce niveau. Une des malades a présenté de la fièvre avec grandes oscillations; chaque jour, à 3 heures elle était prise d'un frisson avec ascension de la température à 39° et retombait le matin à 37°5. Néanmoins, dans tous ces cas, l'ouverture de la collection et l'évacuation aussi complète que possible de la poche n'a jamais démontré de suppuration et, du coup, l'opération a fait tomber la fièvre.

Pourquoi cette fièvre existe-t-elle dans quelques cas, pourquoi fait-elle défaut dans d'autres? nous ne saurions le dire. On n'en trouve la raison apparente ni dans la quantité, ni dans la qualité des caillots ou du sang épanché, et, après l'opération, ces cas se comportent aussi simplement que les cas apyrétiques.

Dans nos 50 observations, la suppuration de l'hématocèle péri-utérine ne s'est produite que trois fois; deux fois, elle a été reconnue et diagnostiquée avant l'ouverture de la poche ; une fois la collection hémato-purulente s'est ouverte et vidée spontanément dans le rectum. La purulence de la collection entraîne plus que jamais l'indication de l'ouverture vaginale.

Les *douleurs* abdominales qui succèdent à la rupture de la grossesse ectopique sont plus fréquentes que la fièvre ; nous les trouvons expressément notées dans 26 cas, c'est-à-dire dans plus de la moitié. Après la crise en général, la souffrance abdominale s'atténue et quelques malades au bout de quelques jours n'éprouvent plus aucune douleur et peuvent marcher et reprendre leurs occupations, portant dans l'abdomen une collection sanguine plus ou moins considérable ou un hémato-salpinx. D'autres ne souffrent pas au repos, mais sont incapables de marcher et éprouvent par la marche des douleurs abdominales et lombaires ; enfin la plupart sont immobilisées par des douleurs violentes, souvent localisées à une des fosses iliaques, revenant souvent par crises, quelquefois nocturnes (1 cas) et s'exagérant parfois au moment de la défécation (2 cas). Ces douleurs sont assez violentes pour exiger fréquemment l'usage répété de la morphine jusqu'au moment de l'opération.

Chez quelques-unes de ces malades, l'état général redevient rapidement bon, mais chez celles qui souffrent et présentent de la température, il y a un véritable état de maladie avec inappétence, perte des forces, insomnie, altération des traits, etc.

Le petit nombre des cas où il n'y a pas eu d'intervention ne nous permet pas de dire ce qu'il serait advenu de ces malades abandonnées à elles-mêmes ; dans deux cas, la suppuration était faite dans la poche avant l'intervention ; dans un troisième, elle se fit jour spontanément dans le rectum et la malade finit par guérir après un écoulement rectal prolongé. J'ai deux autres observations cataloguées sous le nom d'*hématocèle* dans lesquelles on note une tumeur abdominale siégeant dans le cul-de-sac postérieur et empiétant sur un des côtés de l'utérus ; les malades guérirent par le repos et les injections chaudes, et sortirent de l'hôpital au bout d'un mois en bon état. Ces observations appartiennent aux premières périodes de ma pratique : elles sont douteuses comme diagnostic, peuvent se rapporter à une poussée de pelvi-péritonite séreuse compliquant une lésion utérine ou annexielle ; elles ne sauraient être données comme des exemples de guérison spontanée d'une hématocèle.

Dans un prochain article, j'étudierai les indications, le mode et les résultats de l'intervention chirurgicale dans la grossesse extra-utérine.

D'une manière générale, le principe de l'intervention chirurgicale dans la grossesse ectopique ne saurait être discuté ; qu'il s'agisse d'un kyste fœtal en voie d'évolution ou d'une grossesse rompue, il faut intervenir. Dans le premier cas, on prévient les accidents de la rupture presque fatale par l'ablation de la tumeur qu'il faut considérer et traiter comme un néoplasme malin (Martin); dans le second cas, on débarrasse la trompe et la cavité péritonéale d'un épanchement sanguin, plus ou moins abondant, véritable corps étranger dont la résorption est toujours lente et douteuse et l'infection facile.

Néanmoins, force est bien d'admettre qu'un certain nombre de grosseses ectopiques s'arrêtent d'elles-mêmes et que leurs accidents guérissent spontanément. Quelquefois, le produit de la conception meurt et s'arrête dans son développement dans l'intérieur même de la trompe, sans rupture de celle-ci ni effusion de sang dans la cavité du péritoine; d'autres fois, il se produit une rupture, avec épanchement sanguin peu abondant dans l'abdomen; une crise péritonéale éclate brusquement, qui reproduit en petit et sous une forme atténuée les traits de l'*ictus péritonéal* violent et au bout de quelques jours tout rentre dans l'ordre. Le plus souvent, si l'attention n'est pas attirée de ce côté, la nature des accidents est méconnue; on parle de crises de pelvi-péritonite, de salpingite, de névralgie de l'ovaire, quelquefois de colique néphrétique; on fait le traitement banal des symptômes et la malade guérit. On peut aller plus loin dans l'appréciation exacte de ces faits. J'ai observé plusieurs de ces malades chez lesquelles le diagnostic m'a semblé pouvoir être posé d'une manière précise et ne m'a pas paru entraîner la nécessité d'une intervention. Les choses se passent toujours à peu près de la même façon ; en pleine santé, soit au voisinage de l'époque des règles, soit après quelques jours de retard, éclate une violente douleur abdominale, avec tendance syncopale, pâleur de la face et altération des traits, nausées et quelquefois un vomissement. La crise ne dure que quelques instants; l'angoisse et la vive douleur du début sont remplacées par de la courbature générale et de la sensibilité diffuse de tout l'abdomen avec maximum au niveau d'une des fosses iliaques. Le lendemain, en général, s'installe par l'utérus un écoulement sanguin que l'on regarde comme les règles, si celles-ci étaient en retard ou comme leur retour, si elles étaient déjà venues. Cet écoulement se prolonge plus que les règles ordinaires, et souvent à la coloration franchement rouge du premier jour succède un écoulement brunâtre, rouillé, couleur chocolat, dont la durée peut être de huit à dix jours et dont l'abondance n'est jamais considérable. Toute cette évolution se fait sans fièvre, sans réaction générale, et cette absence complète de température suffit à faire éliminer toute idée d'infection péri-utérine, de poussée annexielle ou pelvi-péritonéale.

L'examen pratiqué dans les premières heures ou les premiers jours qui suivent l'accident ne permet de constater en général qu'un peu de sensibilité et d'empâtement au-dessus de l'un des culs-de-sac latéraux au niveau des annexes d'un seul côté ; par la palpation combinée, on ne délimite ni tumeur ni empâtement manifeste. Le cul-de-sac postérieur est sensible, il n'est pas distendu. Quelques jours plus tard, après la chute de tout phénomène d'écoulement, l'examen plus facile laisse reconnaître une trompe augmentée de volume peu mobile et en général indolente, et souvent aussi un peu d'empâtement d'un cul-de-sac postéro-latéral. Quelques semaines plus tard, il n'y a plus rien.

J'ai grande tendance à croire que cette symptomatologie et cette évolution correspondent à l'arrêt d'une grossesse tubaire récente rompue dans la trompe, avec ou sans épanchement sanguin dans le péritoine ; j'ai vu trop de fois cette physionomie d'accidents pour ne pas lui trouver une réelle ressemblance avec la crise violente et caractéristique de la grossesse ectopique incontestable et ne pas lui reconnaître la même cause de production.

Dans ces cas atténués, la nature se charge du traitement ; en quelques jours, tout se calme et en peu de temps tout disparaît et se résorbe. Au cas même où le diagnostic ne laisserait aucune prise à l'incertitude et où la cause de ces accidents serait certainement reconnue — et je crois qu'elle peut l'être, — la conduite est l'abstention et cette abstention est justifiée par la bénignité et la fugacité des symptômes et des signes. Les accidents généraux du début ne sont pas assez marqués pour nécessiter une laparotomie d'urgence ; dans les jours suivants, les signes du côté du cul-de-sac postérieur sont trop peu accentués pour réclamer une incision vaginale. La guérison s'obtient spontanément après quelques jours de repos au lit, d'injections chaudes et de surveillance. Si la tuméfaction s'accroît ou si elle devient le siège de phénomènes inflammatoires, il faut la traiter comme une lésion des annexes en voie d'évolution et d'accroissement et l'enlever par la laparotomie.

Ces faits sont rares et sont souvent mal interprétés, leur connaissance est utile et nous permet de conclure que dans un certain nombre de cas il n'y a pas lieu ni besoin d'intervenir, et qu'abandonnées à la nature, les choses peuvent se terminer d'une

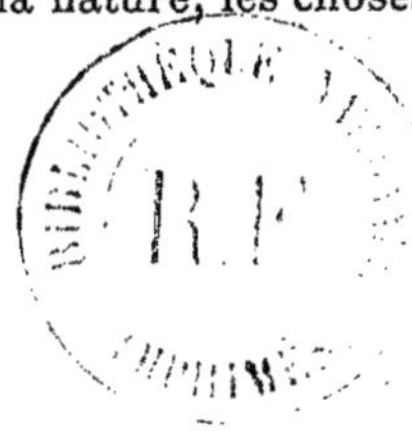

façon heureuse. On ne saurait en tirer une règle de conduite pour les cas plus compliqués, lesquels, au contraire, réclament une intervention.

Il faut poser comme règle générale que la *grossesse extra-utérine en évolution ou arrêtée dans son évolution exige impérieusement une action chirurgicale.*

Les cas sont exceptionnels dans lesquels on est appelé à intervenir pour une grossesse ectopique récente de six semaines, deux mois, et, à plus forte raison, d'une date encore moins reculée. S'il n'y a pas de signes de grossesse, rien ne pousse la femme à demander avis; s'il y a absence ou retard des règles avec quelques symptômes rationnels, la femme se croit normalement enceinte et, en dépit de quelques malaises, elle ne consulte généralement pas à cette époque du début de la grossesse. Ce n'est qu'à une période peu avancée de la grossesse extra-utérine, à partir environ du troisième mois accompli, que l'on est appelé à examiner les malades; c'est la période de la tumeur déjà facilement appréciable et des douleurs avec troubles généraux de la nutrition. J'ai observé, pour mon compte, plusieurs cas de ce genre; le premier a donné lieu à une grossière erreur de diagnostic et est rapporté tout au long dans un autre travail[1]; il s'agissait d'une grossesse ectopique de quatre mois environ prise pour un phlegmon de la cavité prévésicale; l'ouverture en fut pratiquée sans les précautions nécessaires et la malade succomba de péritonite septique et d'hémorragie. Le fœtus était vivant et vécut encore quelques minutes après son extraction.

Dans le second cas, je ne vis la malade qu'en consultation; on pouvait diagnostiquer nettement une grossesse ectopique de trois mois non rompue et ce diagnostic fut confirmé par l'opération pratiquée par un de nos collègues.

Dans le troisième cas, il s'agissait d'une grossesse de cinq mois et demi chez une femme de la campagne, tout à fait cachectisée et souffrant de douleurs abdominales atroces. Outre les symptômes rationnels, les signes physiques étaient tout à fait caractéristiques; sous la paroi abdominale amincie, on sentait presque à fleur de peau les mouvements actifs du fœtus. La laparotomie fut faite dans des conditions générales détestables chez une femme en état d'inanition et la mort survint dans le marasme

---

1. *Les tumeurs aiguës et chroniques de la cavité prévésicale* (cavité de Retzius), thèse agrégat. 1880, p. 69.

au cinquième jour, causée à la fois par un faible degré de septicémie et l'épuisement général du sujet.

Le quatrième cas fut opéré dans mon service par M. Potherat;
la grossesse était arrivée environ au 7ᵉ mois et demi; le fœtus
était vivant; l'état |général de la mère était aussi misérable que
possible. La laparotomie fut faite d'urgence pour empêcher la
malade de succomber à un affaiblissement qui augmentait de
jour en jour, et permit de la sauver et d'avoir un enfant
vivant [1].

Dans toutes les autres observations, je ne fus appelé à intervenir que soit au moment de la production des accidents, c'est-à-dire
au moment de la rupture du sac fœtal, soit plus ou moins longtemps après cette rupture, c'est-à-dire à une période où il ne
s'agit plus de conjurer des accidents immédiatement menaçants,
mais de remédier à des lésions constituées et dont la persistance
peut devenir dangereuse.

Deux fois seulement, j'ai pu observer les malades assez près
du moment de leurs accidents, pour pouvoir discuter les indications d'une opération d'urgence; j'ai déjà fait allusion à ces deux
cas. L'une des femmes succomba malheureusement sans intervention à l'hémorrhagie interne ; chez l'autre je ne crus pas
devoir intervenir en tenant compte de la date peu éloignée de la
conception qui ne datait que de 7 semaines environ, d'après les
calculs les plus probables.

Le premier fait date déjà de 10 ans et remonte à une époque ou
ni la diagnostic, ni les indications n'avaient acquis la précision
qu'ils ont à présent; dans le second cas, malgré le résultat favo-
rable d'une intervention retardée, il me paraît aujourd'hui qu'il
eût été meilleur d'opérer d'emblée, pour ainsi dire d'urgence; la
malade n'aurait pas subi, 10 jours plus tard, une seconde hémorrhagie qui l'affaiblit considérablement et mit ses jours en danger.
Les phénomènes immédiats de la rupture et de la première
hémorragie avaient été assez graves et menaçants pour com-
mander une intervention d'urgence, et en particulier la pâleur et
la décoloration des tissus sur lesquelles j'ai insisté plus haut
étaient portées au plus haut degré et témoignaient d'une abondante
hémorragie interne. Mais, dans la pratique, quelle différence
entre la théorie et l'application ! S'il est facile à l'hôpital ou dans
une maison de santé bien organisée, de réaliser à l'instant les
conditions nécessaires au bon succès d'une laparotomie d'ur-

---

1. *Bullet. et mém. de la Soc. de Chirurgie*, 15 janvier 1896, p. 30.

gence, quelles difficultés ne rencontre-t-on pas dans la clientèle, même dans les maisons où rien ne semble faire défaut! Car, bien entendu, il ne saurait être question d'imposer à ces malades un transport immédiat dans une maison de santé ; la plus élémentaire prudence s'oppose à tout déplacement d'une malade qui est en cours d'hémorragie ou en menace de récidive hémorragique, en état de choc et de syncope et dont les mouvementrs peuvent aggraver tous les symptômes. Pour remplir la véritable indication, c'est-à-dire l'hémostase immédiate, ce n'est pas au bout de deux ou trois heures qu'il faudrait intervenir, c'est de suite, sur-le-champ et sans aucun retard. Et pourtant, même dans les villes les mieux organisées à ce point de vue, ne sont-elles pas indispensables ces deux ou trois heures pour réunir des aides convenables (il en faut toujours bien deux, l'un pour l'anesthésie l'autre pour l'assistance opératoire), pour faire venir les substances aseptiques nécessaires ou les préparer, etc. ? Aussi dans la plupart des cas au moment où l'on opère ainsi d'urgence, ce danger immédiat est conjuré, à moins qu'il ne s'agisse de ces énormes hémorragies cataclysmiques contre lesquelles en arrive toujours trop tard.

L'opération ne se fait plus en général contre une hémorragie en train de se produire ; elle a surtout pour résultat de prévenir une nouvelle crise hémorragique, qui ajoutée à la première est capable de tuer la malade par anémie aiguë. Actuellement, les injections sous-cutanées ou au besoin intra-veineuses de sérum peuvent permettre de gagner un peu de temps et de faire une opération quelques heures plus tard dans des conditions meilleures de préparation et d'organisation.

Est-ce à dire qu'il faille reculer devant l'opération immédiate, d'urgence, faite à l'instant même, si l'indication la commande d'une façon absolue? Non, certes, et je serais le premier en pareil cas à ouvrir de suite l'abdomen, à sortir une trompe rompue et à poser sur son pédicule une pince ou une ligature ; mais je ne crains pas de dire que l'opération ainsi pratiquée laissera probablement toujours fort à désirer au point de vue de l'antisepsie et de l'asepsie, et que, du reste, une hémorragie qui commande une pareille célérité doit laisser peu de place à l'espoir. Du reste, il faut s'entendre sur ce qu'on est convenu d'appeler en pareil cas l'opération *immédiate* ; c'est l'opération pratiquée dans les quelques heures qui suivent la rupture ou même le lendemain de cette rupture. Pour des raisons faciles à comprendre et dont la première seule peut suffire, à savoir que l'hémorragie qui suit cette rupture se fait toujours en dehors du chirurgien, l'intervention ne peut avoir lieu au moment même de l'accident. Sauf quelques cas exceptionnels où la première hémorragie est capable de tuer la malade et où l'intervention s'impose sans discussion, la plupart des cas peuvent attendre la journée ou le lendemain au grand bénéfice des malades qui sont plus éloignées du choc péritonéal et des accidents de l'anémie suraiguë. Le Dentu [1] a déjà insisté sur ce point, et Cestan dans son excellente thèse a sagement exposé et discuté tous les éléments de cette question [2]. Aussi, à mon avis, d'après l'examen des faits, d'après mon expérience, je formulerais en pareil cas la conduite à tenir de la façon suivante : en présence d'une hémorragie péritonéale consécutive à la rupture de la grossesse ectopique, d'abondance assez considérable pour donner lieu d'emblée à des phénomènes graves et inquiétants, pour se caractériser par une décoloration accentuée des muqueuses et de la peau, après l'emploi des moyens immédiats, injections d'éther, de caféine, de sérum ; si la situation s'aggrave, c'est-à-dire si la tendance syncopale s'accentue, si le pouls faiblit de plus en plus, si la pâleur et l'hypothermie augmentent, coûte que coûte, il faut intervenir ; la préparation antiseptique sera mauvaise, l'assistance opératoire sera défectueuse et insuffisante, peu importe, il faut arrêter l'hémorragie. C'est ici que peut se révéler la vraie ingéniosité du chirurgien digne de ce nom, sachant se suffire de peu et dans des conditions mauvaises et difficiles sortir victorieusement d'une situation où faute de décision et de savoir-faire la partie est perdue.

Ce cas est l'exception. En général, la première hémostase s'est faite spontanément ; la situation s'améliore plutôt qu'elle ne s'aggrave dans les moments qui suivent et l'on peut gagner les quelques heures nécessaires à la bonne préparation de l'opération ; je l'ai déjà dit plus haut, le but à viser n'est plus l'hémorragie qui se fait, mais celle qui ne manquera guère de se reproduire, si les choses sont abandonnées à elles-mêmes et cette deuxième ou troisième hémorragie peut être mortelle.

La seule conduite à tenir est la *salpingectomie*, l'ablation de la trompe rompue par la laparotomie ; tout autre opération ne saurait se justifier. La doctrine est trop bien assise pour que j'aie besoin d'insister ; je ne ferai que deux remarques ayant trait à la technique opératoire. L'une a trait à l'emploi du plan incliné ;

---

1. Le Dentu, *Gaz. médic. de Paris*, 7 mars 1891.
2. Cestan, *Des hémorragies intra-péritonéales*, etc. Thèse de Paris, 1894.

l'autre à une disposition anatomique dont la présence peut donner lieu à de sérieuses difficultés au cours de l'intervention.

Malgré l'extrême facilité que donne le plan incliné pour la recherche de la trompe rompuè, sa pédiculisation et sa ligature, la situation renversée ne doit pas être employée en pareil cas. Dans cette position, le sang fluide répandu dans la cavité péritonéale tombe sur le diaphragme et peut gêner la respiration ; en outre, il ne peut être évacué dans les premiers temps de l'opération et il ne se présente en abondance à la plaie abdominale qu'au moment où la malade est rabattue dans la position horizontale; il faut alors recommencer la toilette du péritoine et du bassin. Toute l'opération doit se faire d'emblée dans cette position horizontale.

Le plan incliné reprend ses droits et ses avantages quand il s'agit d'une intervention faite un certain temps après la rupture, quand le sang est ramassé en caillots et circonscrit par des adhérences de nouvelle formation.

La disposition anatomique, dangereuse au point de vue opératoire, à laquelle j'ai fait allusion est la suivante : c'est l'implantation placentaire de la grossesse ectopique soit à la fois au niveau du pavillon de la trompe et sur les parties voisines, intestin, paroi pelvienne, soit en totalité, en dehors du pavillon sur les parois de l'intestin ou du bassin. La surface saignante n'est plus comprise dans la cavité de la trompe rompue ; elle est en dehors de celle-ci ; elle est large, étalée, insaississable. On aura beau avoir enlevé et lié la trompe, posé une pince sur le ligament infundibuli-pelvien, il restera une surface tomenteuse, saignante, extra-tubaire sur laquelle on n'a d'action que par la compression directe. Cette disposition est heureusement exceptionnelle; on ne l'observe guère que dans la grossesse extra-utérine avancée ayant dépassé le troisième mois ou dans les cas où l'opération est faite en dehors de la rupture. Avec cette disposition, en effet, la rupture a moins de tendance à se produire, la distension se faisant au dehors de la trompe et dans des parties extensibles.

J'ai trouvé cette forme d'implantation dans une grossesse de cinq mois et demi non rompue et je me suis trouvé en face de difficultés considérables pour l'hémostase, celle-ci n'a pu être faite que par une compression directe longtemps prolongée et par un tamponnement rigoureux.

En dehors des accidents aigus de la grossesse extra-utérine rompue qui commandent une intervention rapide, c'est-à-dire dans les premières heures ou les premiers jours, le moment de l'intervention n'a rien de fixe ; celle-ci le plus souvent se trouve imposée, soit par les douleurs qui compliquent la présence de l'épanchement sanguin intra-péritonéal soit par les phénomènes fébriles qui témoignent d'un certain degré d'infection. En général, on n'a pas la liberté du choix du moment ; nous sommes appelés auprès d'une malade atteinte d'accidents plus ou moins anciens et la première chose à faire consiste à établir un diagnostic rétrospectif ; le plus souvent, la grossesse ectopique et sa rupture ont été méconnues et il faut reprendre et refaire toute l'histoire.

Dans mes observations personnelles, je relève comme dates extrêmes de l'opération les plus rapprochées et les plus éloignées du début des accidents quinze jours et cinq mois, avec un maximum de fréquence entre un et trois mois. Les indications sont fournies par la présence d'une tuméfaction rétro-utérine ou latéro-utérine à la fois appréciable par le toucher et le palper bimanuel, les douleurs et souvent les phénomènes plus ou moins graves d'infection.

Dans ces cas d'intervention retardée où il ne s'agit plus que d'évacuer des caillots, une certaine quantité de sang liquide et si on le croit nécessaire, la poche tubaire qui contenait la grossesse ectopique, le choix peut se faire entre l'ablation par la laparotomie ou par la simple incision vaginale. Les indications de ces deux opérations ont été parfaitement discutées dans l'excellente thèse du D\u02b3 Thevenard ; je n'y reviendrai pas à nouveau. Elles peuvent se résumer en quelques mots : à l'incision vaginale appartiennent sans contestation les collections sanguines amassées dans le cul-de-sac postérieur ou dans un des culs-de-sac latéraux, se présentant avec les caractères bien connus de l'hématocèle rétro-utérine ou latéro-utérine.

Si l'incision s'adresse de préférence aux collections qui distendent et font saillir le Douglas et remplissent toute l'étendue transversale du cul-de-sac postérieur elle ne convient pas moins bien aux collections latérales qui font saillie à une des limites du cul-de-sac postérieur et sur l'un des côtés de l'utérus.

La laparotomie s'adresse aux tuméfactions haut situées vers le fond ou sur les parties latérales de l'utérus, peu accessibles ou non acccessibles par le toucher vaginal, bien enkystées, de volume en général assez peu considérable ; ces tuméfactions représentent le plus souvent un hémato-salpinx avec quelques caillots répandus dans le voisinage au niveau de la trompe ; elle revendique également les grosses collections sanguines

remontant jusqu'à l'ombilic et au delà dans lesquelles on peut
supposer la présence d'un fœtus déjà volumineux, les grossesses
extra-utérines anciennes dans lesquelles le produit de la conception est mort depuis longtemps et plus ou moins transformé ;
les cas encore assez fréquents dans lesquels le cul-de-sac vaginal
postérieur est comblé par des adhérences anciennes qui empê-
chent en ce point l'accumulation et la perception de la collection
sanguine. Enfin, on devra traiter par la laparotomie tous les cas
où il y a incertitude sur la nature exacte de la lésion.

Ces diverses conditions semblent se réaliser assez souvent,
puisque sur 47 cas de grossesse extra-utérine traités chirurgica-
lement, j'ai fait la laparotomie 28 fois contre 19 incisions vaginales.

Ce serait sortir du cadre de cet article que de décrire la technique opératoire de la salpingectomie, ses difficultés, ses inci-
dents. Mais il me semble utile d'insister sur les points peu
connus qu'elle m'a permis de constater. 1° Elle m'a montré que
dans un certain nombre de cas, après un ictus péritonéal grave,
de physionomie inquiétante, et une apparence d'hémorragie
interne considérable, la quantité du sang répandu dans l'abdomen pouvait être absolument insignifiante et réduite à quelques
grammes collectés et coagulés au voisinage du pavillon de la
trompe. J'en ai conclu qu'il ne fallait pas toujours tirer de cette
symptomatologie immédiate un indice certain de l'abondance de
l'hémorragie et qu'il y avait lieu de chercher à faire la part du
péritonisme et de l'hémorragie interne dans la production des
symptômes.

2° Il ne faudrait pas croire, comme on l'a répété, que même
après un temps assez éloigné du moment de la rupture, le sang
épanché, le fœtus, etc., sont enfermés dans une poche à parois
continues, comme celles d'un kyste, qu'il est plus ou moins difficile d'enlever et que l'on est souvent obligé de marsupialiser. Il
n'y a pas de poche isolable ni enlevable ; le sang se trouve inéga-
lement répandu dans le bassin sous forme de sang liquide et surtout de caillots circonscrits par des anses intestinales agglutinées
entre elles et avec la paroi abdominale, par l'épiploon épaissi,
enflammé et souvent infiltré de sang dans ses mailles. Une fois la
paroi abdominale ouverte, on tombe sur la collection sanguine
plus ou moins bien enkystée de cette façon et la manœuvre ne
consiste pas à isoler ni à disséquer une poche contenant le tout,
mais à enlever les caillots et le sang liquide, à retrouver au milieu
d'eux la trompe rompue dont les parois sont grisâtres et infiltrées
de sang et qu'il m'a paru toujours possible d'isoler, de pédiculiser

et d'enlever, et à sortir, chemin faisant, le fœtus ou l'embryon libre et flottant au milieu de la masse sanguine. Il s'agit de réaliser du mieux qu'on peut la toilette d'un péritoine dans lequel s'est faite et a séjourné une collection sanguine plus ou moins volumineuse. Sur 28 cas de laparotomie, j'ai trouvé 9 fois un fœtus ou un embryon de dimensions variables, plongé au milieu des caillots sanguins et ramené à l'extérieur dans les manœuvres d'évacuation.

3° La laparotomie peut démontrer également, à côté des lésions relativement récentes de l'hémorragie, des lésions anciennes des annexes et en particulier la présence d'une ovarite kystique de date reculée ou d'un hémato ou hydro-salpinx du côté opposé.

Je considère comme une chose utile, dans cette laparotomie pour évacuation du contenu d'une grossesse ectopique rompue, de se servir de catgut pour la ligature de la trompe, et de drainer la cavité occupée par les caillots avec un gros tube de caoutchouc sortant par la partie inférieure de l'incision abdominale. Ces foyers sanguins s'infectent avec la plus grande facilité, et sont même souvent infectés au moment de l'intervention, et il me paraît indispensable d'avoir une soupape de sûreté qui permette aux liquides exsudés pendant les premières heures post-opératoires de filtrer à l'extérieur et de ne pas être retenus. Ce drainage est retiré au bout de 48 heures, définitivement supprimé si les sécrétions sont insignifiantes, remplacé par une très petite mèche de gaze iodoformée insinuée à l'entrée du trajet, si la pression fait sourdre encore une certaine quantité de liquide. Tout est supprimé au quatrième jour et la cicatrisation de la ligne de réunion n'en est ni retardée ni modifiée.

Il ne saurait non plus être question de s'attarder aux détails de l'incision vaginale appliquée à l'évacuation de l'hématocèle retro ou latéro-utérine ; je n'en signalerai que les points qui me paraissent les plus importants.

Dans le cas de volumineuse collection faisant saillie dans le Douglas et remplissant tout le cul-de-sac postérieur, l'incision doit être franchement transversale et intéresser presque tout le cul-de-sac postérieur, excepté tout à fait ses limites externes, de manière à respecter les artères vaginales. Si l'on a soin en même temps de faire porter l'incision sur la muqueuse qui recouvre le col et non plus en arrière, il n'y a pas crainte d'hémorragie ni de suintement sanguin par la tranche vaginale. Cette précaution, du reste, doit s'appliquer à toutes les incisions faites pour l'ouverture du cul-de-sac postérieur. La muqueuse est décollée et disséquée et de

suite le péritoine se voit à nu avec une teinte bleutée ou noirâtre
donnée par le sang et les caillots. Un coup de doigt ou de ciseaux
en fait l'ouverture et l'évacuation commence. Parfois, quand il
s'agit d'une collection latéro-utérine, après l'incision du péritoine, rien ne s'écoule ; le doigt introduit dans la brèche recon-
naît au-dessus une paroi molle qui n'est autre qu'une portion de
la trompe distendue par des caillots ou la trompe tout entière
dans l'intérieur de laquelle s'est faite l'hémorragie. Une pression
légère avec l'index suffit à rompre cette paroi dont l'ouverture est
largement agrandie par déchirure ou avec une pince à mors ou-
verts et l'évacuation commence.

Tout le succès de la guérison rapide et apyrétique après cette
incision vaginale réside dans le soin mis, au moment de l'opération, à assurer l'évacuation complète de la cavité et à la débarras-
ser aussi complètement que possible des caillots ; de ceux-ci,
quelques-uns sont élevés et adhérents et ne se détachent pas seuls.
Le doigt introduit haut et profondément à plusieurs reprises doit
gratter les parois ; j'introduis même très volontiers et avec précaution une grande curette mousse avec laquelle je fais prudem-
ment ce grattage. L'évacuation s'achève par une irrigation prolongée à grande eau, faite avec de l'eau bouillie, dont les re-
mous entraînent quantité de caillots et de détritus cruoriques.
L'évacuation ne doit être jugée complète que lorsque le doigt ne
sent plus rien de suspect et que l'eau ressort claire ou très légèrement teintée en rose. Deux fois, au cours de ces manœuvres,
j'ai pu saisir la trompe déchirée et flottante, l'amener à travers la
brèche vaginale et l'enlever après application d'une pince près de
la corne utérine. Mais je ne fais pas cette recherche de parti pris,
ayant constaté maintes fois que l'abandon de cette trompe bien
évacuée ne présentait jamais le moindre inconvénient.

L'autre élément de succès est le *drainage efficace* de la cavité ; ce
drainage est admirablement réalisé par le gros tube en T en
caoutchouc, sur les branches duquel on ouvre le plus de trous
possible. Si l'évacuation immédiate est complète, point n'est
besoin, dans les jours suivants, de faire d'injections dans la
cavité ; un simple tamponnement et une injection dans le vagin,
répétés tous les deux à trois jours, réalisent tous les soins consécutifs.

En général, le tube peut être retiré du douzième au quinzième
jour, et la guérison définitive est obtenue vers le vingtième ou
vingt-troisième jour.

S'il se fait de la température, s'il se produit un écoulement fétide par le tube, la cause en est toujours la même; c'est la rétention et la décomposition d'un ou de plusieurs caillots. Si les accidents ne cèdent pas après quelques injections antiseptiques faites par le tube en T, il faut retirer celui-ci et faire directement l'injection dans la cavité; quelquefois ce tube fait bouchon et empêche la sortie d'un caillot putréfié, dont l'ablation amène la guérison rapide. Avec une bonne évacuation d'emblée, ces légers accidents sont tout à fait exceptionnels. Tous ces détails ont été longuement traités dans la thèse de Thévenard.

La mortalité après la laparotomie est assez élevée dans ma statistique personnelle; sur 28 cas, j'ai *quatre* morts.

L'une des opérées était cette femme cachectique, arrivée au cinquième mois d'une grossesse extra-utérine non rompue; l'ablation du kyste fœtal donna lieu à une hémorragie assez abondante et la malade mourut le cinquième jour, dans un véritable état de marasme sans complication septique appréciable. Le fait se passait avant l'ère des injections de sérum artificiel; je crois maintenant que nous aurions pu sauver cette femme par l'emploi de ce moyen.

Les trois autres ont trait à des grossesses ectopiques rompues; l'une des malades était en pleine infection au moment de l'opération; la rupture datait d'environ six semaines; la fièvre était intense, le ventre était partout sensible, l'utérus était le siège d'un écoulement fétide, les membres inférieurs étaient œdématiés; l'aspect général de la malade était celui d'une femme profondément infectée. La laparotomie fut facile; elle me permit d'enlever une trompe contenant un liquide muco-purulent fétide, un petit fœtus d'environ six semaines à deux mois, et quelques caillots : la mort survint le lendemain soir.

Les deux autres décès me paraissent devoir être imputés à la septicémie péritonéale opératoire; il s'agissait, dans un cas, d'une collection de caillots anciens inclus dans des fausses membranes péritonéales, épaisses et résistantes, et prise pour une lésion annexielle; l'autre malade, opérée trois mois après le début des accidents, présentait, à droite, une poche volumineuse, très adhérente, rompue au cours des manœuvres, contenant du sang pur et quelques caillots. ne pouvant être enlevée en totalité, à gauche, un hémato-salpinx, de moindre volume, enlevé facilement.

Les 19 cas traités par l'incision du cul-de-sac vaginal postérieur ne donnent aucun décès.

On ne serait nullement autorisé, par la comparaison de ces

résultats, à juger de la supériorité de l'incision vaginale sur la laparotomie ; les faits ne se prêtent pas à la comparaison pour la bonne et unique raison que les malades, que j'ai traitées par la laparotomie, n'auraient pu être opérées par la voie vaginale. Les deux méthodes ont leurs indications spéciales qui ne sauraient être transportées de l'une à l'autre ; la seule conclusion qu'on puisse tirer de ces quelques faits, c'est qu'à l'incision vaginale appartiennent les cas relativement simples et faciles, tandis qu'à la laparotomie restent réservés les cas plus graves, plus compliqués, d'un abord et d'un diagnostic plus difficile et plus incertain.

PARIS. — IMPRIMERIE F. LEVÉ, RUE CASSETTE, 17.

www.ingramcontent.com/pod-product-compliance
Ingram Content Group UK Ltd.
Pitfield, Milton Keynes, MK11 3LW, UK
UKHW021205140726
13695UKWH00005B/2360